LA Médication Ferrugineuse
Fer & Manganèse

LE MALTO-FER

DÉJARDIN

+ PARIS +

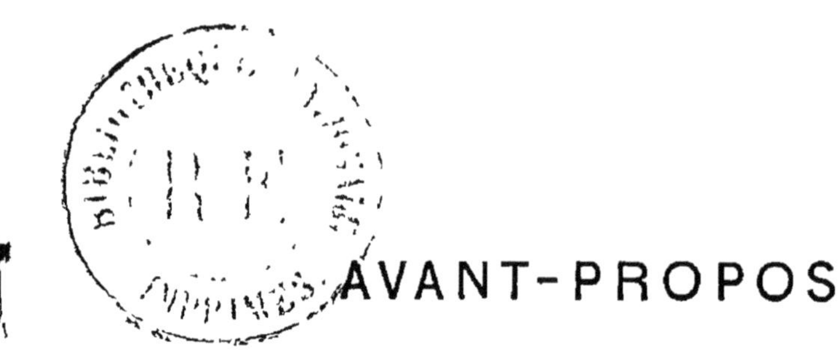

AVANT-PROPOS

Une médication aussi vieille que la médication martiale semblerait, *à priori,* devoir être établie sur des données précises, et toute tentative d'amélioration dans son emploi pourrait paraître superflue.

Un jugement, basé sur de telles prémisses, serait, tout au moins, encore, prématuré actuellement.

Sydenham mettait en lumière, il est vrai, il y a de cela plus de deux cents ans, la valeur médicamenteuse des préparations de Mars ; mais il a fallu les beaux travaux de Hayem pour voir nettement établi et formulé le rôle thérapeutique des préparations ferrugineuses.

Les remèdes qui jouissent, dans la pratique médicale, d'une réputation analogue à celle du fer et de ses sels, sont certes bien peu nombreux ; le proverbe « *qui nescit martem, nescit artem* » reste vrai, encore à l'heure actuelle. « Celui qui ne connaît pas la valeur thérapeutique du fer ne comprend pas l'art de guérir, » tel est encore l'avis des disciples d'Esculape, tout comme aux siècles passés.

Les résultats obtenus, depuis longtemps, par les cliniciens, laisseraient croire à un déterminisme certain, alors que, jusqu'à ces dernières années, physiologistes et pharmacologues discutaient encore, sans pouvoir s'accorder, sur le rôle physiologique et pharmacodynamique du fer.

Il faudra que des travaux, tels que ceux de BERTRAND, mettent en évidence le rôle de certains éléments dans les phénomènes biologiques, et qu'ait lieu la généralisation de semblables faits pour qu'une conception nouvelle du rôle pharmaceutique du fer puisse prendre naissance, nous permettant ainsi d'en comprendre, à la fois, le rôle physiologique et médicamenteux.

La connaissance plus approfondie de l'action médicamenteuse montre, en outre, que toute substance a un effet optimum pour une dose déterminée, que cet effet est obtenu, en général, par des doses modérées, et que l'augmentation de la dose ne correspond nullement à un accroissement proportionnel de l'effet.

Aussi, oublieux des doses massives que l'on prescrivait autrefois, le thérapeute emploie de plus en plus, aujourd'hui, une posologie rigoureuse, et nous ne serions pas éloigné de croire, avec M^r le Dr HUCHARD, que la thérapeutique *à petites doses* soit la *thérapeutique de demain*.

La médication ferrugineuse a donc subi une évolution nouvelle ; c'est ce que nous allons chercher à exposer dans ce qui suit.

Le Fer dans l'Organisme

Avant d'aborder l'étude pharmacodynamique et thérapeutique du fer, il n'est pas, sans intérêt, d'en rappeler, sommairement, les données physiologiques précises que nous connaissons aujourd'hui. Le rôle, que les combinaisons de ce métal doit jouer dans l'organisme, n'en sera que mieux déterminé, et l'action médicamenteuse, à rechercher, n'en sera que plus évidente.

Parmi les corps simples entrant dans la composition de l'organisme, le fer est un des moins abondants, et, probablement, un des derniers venus dans l'acquisition progressive qui en a été faite par la matière en voie d'évolution et d'organisation. Sa présence s'explique par son extrême diffusion et sa grande abondance dans le milieu cosmique, dans le sol, où il forme à l'état de peroxyde, d'oxydule et de carbonate, un des minerais les plus communs. La minime quantité qui s'y trouve est commandée par sa densité relativement élevée (7,8) par rapport à celle de l'eau et des composés organiques, et par son poids atomique considérable (56) par rapport à ceux de l'hydrogène, du carbone, de l'azote, de l'oxygène, du phosphore, du soufre (1-19-14-16-31-32), du sodium, du magnésium, du potassium et du calcium (23, 24 à 39 40). Au point de vue de la pesanteur, comme à tant d'autres points de vue, les molécules de l'organisme doivent présenter un certain équilibre ; en tout cas, ne pas trop s'en écarter pour ne pas nuire à des réactions qui doivent être rapides et incessantes. L'atome du fer, pour entrer dans ce mouvement, doit être noyé dans une molécule très grosse et très complexe dont les autres atomes rachètent son excès de poids. La molécule de la matière colorante du sang contient, pour un atome de fer, 713 de carbone, 1130 d'hydrogène, 214 d'azote, 245 d'oxygène et 2 de soufre. Pour cette seule raison, on comprend déjà que le fer soit en très petite quantité dans l'organisme. Des éléments, plus lourds encore, s'en trouvent exclus ou bien, comme l'iode (127), s'y trouvent, à l'état de trace infinitésimale, à la faveur des composés également complexes, comme l'iodothyrine. » (J. F. Morat.)

L'organisme élimine constamment du fer : la voie d'élimination est l'intestin.

On trouve évidemment du fer dans les urines, mais en quantité si faible (moins de 1/2 milligr. par litre, Lapicque), que l'on ne peut considérer le rein comme une voie d'élimination. Même à la suite d'injections intraveineuses de citrate de fer ammoniacal (Jacoby), l'élimination du fer urinaire est à peine plus sensible.

Le fer rencontré dans les fèces pourrait, *à priori*, être considéré comme un produit résiduel provenant du fer alimentaire non absorbé ; mais, l'expérience montre que ce fer est, avant tout, un produit excrémentitiel et que le fer résiduel ne constitue qu'une très minime part de la totalité du fer fécal. Si, en effet, on séquestre une anse intestinale, et que l'on abandonne, dans la cavité abdominale, cette anse, après en avoir suturé les deux extrémités, elle se remplit au bout de quelques jours d'une secrétion riche en fer, produite pendant la survie, l'animal étant nourri de viande. D'autre part, le dosage du fer dans les fèces et dans le liquide secrété de l'anse séquestrée, montre que le rapport des quantités de fer contenues dans l'anse séquestrée et dans la totalité des fèces est sensiblement égal au rapport des surfaces de l'anse séquestrée et du reste de l'intestin.

Le fer fécal résulte donc bien d'une élimination intestinale dont le mécanisme semble se produire en deux phases : 1° secrétion proprement dite par les liquides exsudés de la muqueuse de l'intestin, 2° desquammation de l'épithélium intestinal dont les cellules sont riches en fer (BUNGE). La quantité de fer *éliminé* par les fèces correspond chez l'homme à environ *7 à 8 milligrammes* par jour.

La présence du fer dans les excrétions implique une absorption parallèle de cet élément. A l'état normal, l'organisme demande ce métal aux aliments qui le contiennent sous forme de combinaisons organiques, différant complètement des combinaisons salines, comme nous le verrons par la suite.

Très inégalement réparti dans l'organisme, le fer se rencontre plus spécialement dans les globules rouges dont la substance colorante, l'hémoglobine, en renferme une notable proportion, dans le foie (organe relativement riche en fer), dans la rate, dans la moelle des os. En dehors des produits d'excrétion dans lesquels nous l'avons déjà signalé, le fer a été rencontré dans le suc gastrique ; il existe également dans la bile.

L'organisme renferme *1 à 2 dix millièmes* de son poids de fer ; le sang, *5 dix millièmes,* et des organes, comme le foie, environ *1 dix millièmes 1/2.*

Le manganèse accompagne en général le fer dans l'organisme comme il l'accompagne partout dans la nature. On en a trouvé des traces dans le sang, dans la bile.

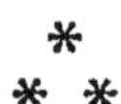

Les différentes formes, sous lesquelles le fer se présente dans l'organisme, doivent retenir l'attention ; car, des indications fournies par ces combinaisons naturelles, découlent les données pharmacologiques pour l'emploi du fer en thérapeutique.

Les réactions élémentaires fournies par les différents composés ferrugineux de l'organisme permettent de répartir ces divers produits en trois groupes :

1º Le premier groupe comprend des combinaisons où le fer, enfermé dans des molécules complexes, n'est décelable par aucun des réactifs habituels. Ces combinaisons sont désignées couramment sous le nom générique de *fer organique* ou *dissimulé*.

En première ligne, on doit citer l'*hémoglobine,* puis les *nucléo-albumines ferrugineuses,* parmi lesquelles figure l'*hématogène* de BUNGE. Ces nucléo-albumines ferrugineuses sont présentes dans la chromatine du noyau des cellules. Comme toutes les vraies nucléines se rencontrent dans tous les éléments anatomiques qui ont un noyau développé (là où les tissus, par le fait de leur activité vitale, sont en voie de renouvellement incessant), nous ne serons pas étonnés que les nucléo-albumines ferrugineuses soient très abondantes dans le jaune d'œuf (d'où BUNGE a retiré l'hématogène), tout en reconnaissant que d'autres raisons d'ordre évolutif nécessitent cette accumulation ferrugineuse dans le vitellus.

Ce sont des combinaisons analogues qui constituent la source du renouvellement du fer dans l'organisme normal, sous le nom de *fer alimentaire*.

2º Le deuxième groupe de combinaisons ferrugineuses renferme des corps où le fer, bien que dissimulé, ne présente pas la même stabilité dans sa complexité moléculaire. Les molécules labiles de ces composés ne résistent que peu de temps à l'action des réactifs, puis, se dissociant, elles décèlent le fer qu'elles renfermaient.

C'est dans ce groupe qu'il faut classer la *ferratine* de MARFORI et SCHMIEDEBERG, la *ferrine* de DASTRE et FLORESCO.

3º Enfin, le dernier groupe est constitué par des sels d'oxydes de fer, comprenant, non seulement des sels inorganiques, mais aussi certaines combinaisons organiques. C'est le groupe communément dénommé *fer salin ou minéral.*

Les combinaisons organiques qui y figurent sont des albuminates de fer.

C'est à lui que se rattachent des composés tels que l'*hémosidérine* de NEUMANN, la rubigine de LAPICQUE et AUSCHER, entre autres.

Tous ces composés sont des agents d'oxydation puissants, et, plus spécialement, les composés des deux derniers groupes.

Nous ferons, en effet, une place à part à l'*hémoglobine*. Assurément, cette substance se combine bien à l'oxygène et forme avec lui un dérivé aisément labile qui cède son oxygène aux tissus ; mais ce n'est pas là un phénomène d'oxydation dans le sens strict du mot. L'hémoglobine se caractérise surtout par son rôle métallique ; elle va chercher au dehors l'oxygène pour l'amener dans l'intimité des tissus ; l'hémoglobine est un transporteur d'oxygène : c'est un agent de translation qui porte l'élément là où les oxydations réelles devront s'opérer.

Il n'en est plus de même si nous considérons les autres composés ferrugineux organiques ; ce sont des *oxydants énergiques vrais*. Le mécanisme de leur action a une analogie frappante avec celui des phénomènes *catalytiques*.

Sans entrer dans l'exposé des actions catalytiques, qui, suivant les conditions, peuvent présenter une complexité assez grande, nous rappellerons simplement qu'un corps est dit *catalyseur* " quand, à la fin de la réaction qu'il suscite, et même pendant le cours de celle-ci, on le retrouve le même en qualité et en quantité. "

Autrement dit, l'action d'un *corps catalyseur* est une action *uniquement de présence* et, pour prendre, comme exemple, un phénomène bien connu, citons la décomposition de l'eau oxygénée par le platine.

Examinons, maintenant, dans ses grandes lignes, la succession des phénomènes qui se produisent si nous mettons en présence des sels de fer, de la matière organique et de l'oxygène. La matière organique, au bout d'un certain temps, sera complètement oxydée et nous retrouverons le sel de fer initial. Le mécanisme de cette réaction formera un cycle fermé dans lequel la base du sel passera de l'état de peroxyde à celui de protoxyde, en abandonnant une partie de son oxygène pour servir à l'oxydation de la matière organique, puis repassera de l'état de protoxyde à l'état de peroxyde en empruntant l'oxygène ambiant, et ainsi de suite jusqu'à complète oxydation de la matière organique.

Ces phénomènes d'oxydation ont lieu à basse température (ce qui les différencie des combustions qui, toutes, doivent emprunter leur énergie au-dehors et nécessitent, au moins au début, une élévation de température).

Le cycle de ces réactions qui se passent entre les sels de fer et la matière organique, a lieu, également, si les sels de fer sont remplacés par une des combinaisons organiques de fer des deux premiers groupes que nous avons indiqués; DASTRE reconnaît des propriétés analogues à la *ferrine* qu'il a découverte dans le foie.

On pourrait rapprocher ces phénomènes de ceux qui se produisent en présence des *oxydases* et reconnaître, comme telles, les combinaisons organiques du fer existant dans l'économie. La parenté du *fer* et du *manganèse* permettrait, en effet, de reconnaître, au premier, le rôle de convoyeur d'oxygène que BERTRAND a démontré pour le second, à en juger par les travaux récemment publiés à ce sujet, et les résultats indiqués par O. DONY-HENAULT (¹).

*
* *

La dépense constante de la réserve de fer de l'orga-

(¹) *Bulletin de l'Académie Royale de Belgique 1908*, page 105.

nisme (l'élimination normale de ce métal en est la preuve), nécessite une absorption compensatrice.

Comment s'absorbe le fer ? Tous les sels de fer sont-ils, au même degré, absorbés et assimilés ?

La question est loin d'être définitivement résolue ; quoi qu'il en soit, on admet, comme démontré aujourd'hui, que le fer, à l'état salin (constitué par les composés qui figurent dans le troisième groupe) n'est pas, ou à peu près pas absorbé.

Sans discuter, ici, les nombreux résultats d'expériences assez contradictoires, invoqués dans la discussion de cette question, il y a lieu de croire que, absorbés ou non, les sels de fer ne sont pas assimilés.

L'ingestion de sels de fer, en effet, n'empêche pas l'épuisement ferrugineux et n'augmente pas l'hémoglobine chez les animaux soumis, au préalable, à la diète lactée jusqu'à épuisement de leur réserve ferrugineuse, alors que les animaux, soumis, dans les mêmes conditions, à un régime alimentaire contenant du fer organique non salin ou de l'hématogène, accusent rapidement une augmentation de l'hémoglobine et de leur fer total.

Le fer dissimulé paraît donc être le *seul* qui soit *absorbé par la muqueuse intestinale* (HAMBURGER, BUNGE).

L'absorption du fer, ainsi qu'il résulte des travaux de HOFFMANN, GAULE, ABDERHALDEN, QUINCKE, MACALLUM et autres, a principalement lieu dans le duodenum. C'est un fait qui ne paraît plus contesté à l'heure présente ; mais, quoi qu'il en soit de cette localisation de l'absorption, l'analyse a surabondamment démontré que cette absorption ne s'effectue que dans de très faibles proportions.

L'organisme puise le fer qui lui est nécessaire à l'extérieur et l'emprunte aux aliments. La quantité du métal introduit ainsi, chaque jour, par l'intermédiaire des aliments, chez un homme nourri dans les conditions moyennes d'existence, est environ de 2 à 3 centigrammes (LAPICQUE).

Le fer absorbé se fixe dans tous les tissus de l'organisme et plus particulièrement dans le foie, la rate, la moëlle des os (JACOBI, ZALESKI, GOTTLIEB), et il constitue dans ces organes de véritables réserves où le sang et les tissus iront puiser l'élément nécessaire à leur reconstitution.

Tel est, résumé très succinctement, le cycle du fer dans l'organisme. Ces quelques données nous permettront de comprendre le rôle thérapeutique du fer tel qu'on l'envisage aujourd'hui.

La Médication Ferrugineuse.

La médication ferrugineuse étant, avant tout, la médication de choix dans le traitement de la chlorose, de toutes les anémies où les appareils hématopoïétiques fonctionnent d'une façon anormale, comment doit-on comprendre l'action des ferrugineux ? Les ferrugineux constituent (c'est un fait acquis) de précieux agents thérapeutiques contre l'anémie ; mais il n'existe aucune preuve physiologique qu'ils soient la matière première de l'hémoglobine reconstituée (ARTHUS).

Une théorie, très séduisante, de l'action des ferrugineux, basée sur les transformations successives des sels de fer dans le tube intestinal, rallia un grand nombre de partisans. Elle se rapproche beaucoup de la théorie de l'épargne qui joue un si grand rôle dans certains phénomènes physiologique d'assimilation.

Pour BUNGE, en effet, les combinaisons ferrugineuses, peu à peu détruites au cours de leur passage dans l'intestin, se transformeraient finalement en sulfures par suite des phénomènes de réduction qui se produisent au contact des éléments sulfurés résultant des fermentations intestinales.

Ces réductions admises, le fer médicamenteux, introduit dans l'économie, n'interviendrait plus alors que pour protéger, contre cette destruction, le fer organique constitutif des aliments, en fixant lui-même les combinaisons sulfurées intestinales et en se transformant en sulfure. Il y aurait, ainsi, utilisation plus complète par l'organisme du fer alimentaire au grand profit de son énergie thérapeutique.

Cette théorie, fort ingénieuse, souleva, un grand nombre d'objections ; mais, toutes choses égales d'ailleurs, la théorie de BUNGE n'explique rien ; elle ne fait que réserver l'action pharmacodynamique du fer, et c'est dans une réaction plus intime de ce métal que nous devrons en chercher l'explication.

*
* *

Comme le faisait déjà, très judicieusement, remarquer J. STOCKVIS, dans ses leçons de pharmacothérapie, le fer *" exerce sur le développement, la croissance des globules rouges, ou sur la multiplication des cellules qui composent les organes hématopoiétiques, une action excitante "*. C'est en cela, comme nous le verrons, que se résume l'action essentielle du fer.

Pour le démontrer, le professeur STOCKVIS invoquait les expériences de FAGGIOLI et de MAZZAGALLI. Chez les organismes les plus inférieurs, comme le protocoque, la vorticelle, les mollusques et les arthropodes, ces auteurs virent le fer exercer à très faibles doses (0,001 %) une action excitante manifeste sur la croissance cellulaire. L'évolution et la reproduction s'accentuèrent manifestement dans les milieux nutritifs renfermant de semblables proportions de fer. Chez les vertébrés, les oiseaux, les grenouilles, les poissons, MAZZAGALLI constata des phénomènes du même ordre.

« Bien que cette excitation, ajoute STOCKVIS, puisse également être exercée par d'autres métaux (arsenic, mercure, cuivre), il n'en est pas moins vrai que le fer reste l'excitant le plus adéquat, tout comme le fer est l'excitant le plus naturel pour la formation de la chlorophylle dans les végétaux (STAMPINI). Il en résulte que ce sont justement les *faibles doses* de combinaisons de fer circulant dans le sang qui produisent *le plus grand effet thérapeutique*, et que les fortes doses peuvent produire une série de troubles fonctionnels. »

STOCKVIS exposait là un fait ; la théorie n'en fut donnée que quelques années plus tard par Monsieur le professeur Pouchet dans une de ses leçons magistrales (¹) au sujet du rôle des oxydases dans leurs rapports avec la thermogénèse :

« Il est incontestable, disait-il, que, suivant la façon dont les oxydases sont influencées, soit par les phénomènes physico-chimiques, soit par une action médicamenteuse proprement dite, l'activité des échanges nutritifs est troublée ; les oxydations peuvent, par conséquent, être plus ou moins intenses et leurs produits changer dans une certaine mesure.

« L'observation nous montre que les phénomènes d'oxydation sont diminués dans une mesure appréciable par les antiseptiques et les antipyrétiques, qui sont, comme nous allons le voir, tous, plus ou moins énergiquement antiseptiques; d'autre part, l'observation prouve également que l'activité des cellules, surtout dans les organes où l'on a pu déceler la présence des oxydases, est augmentée, dans une notable proportion, par l'introduction, à petites doses, de tous les métaux ou métalloïdes à poids lourds.

« L'intervention persistante de certains de ces éléments, tels que arsenic, antimoine, plomb, mercure, etc., se traduit bientôt par des troubles profonds et graves que l'on n'observe pas ou que l'on ne rencontre qu'à un bien moindre degré avec d'autres corps ; *l'action prolongée d'autres éléments*, tels que iode, soufre, chlore, manganèse, fer, etc., paraît, au contraire, n'offrir que des avantages. Mais, quelle que soit la résultante finale, les *petites doses* manifestent toujours, au début, la *propriété d'augmenter d'une façon très notable les mutations nutritives de l'organisme.*

« Il y a déjà fort longtemps que ce phénomène avait été mis en évidence ; mais il n'avait probablement pas

---

(¹) In Bouillat, *De l'Emploi du Fer et des Métaux lourds dans le Traitement des Anémiques,* thèse de Paris 1901.

reçu l'interprétation que je vous expose en ce moment : c'est-à-dire l'intervention des oxydases ». (Décembre 1900.)

Comme conclusion, BOUILLAT écrivait :

« Les résultats obtenus dans le traitement de ces maladies par les préparations de ces divers métaux à poids lourds, modifient la conception de l'action pharmaco-dynamique du fer. *Il n'est plus possible d'admettre la régénération de l'hémoglobine par la pénétration du fer dans sa molécule, mais plutôt par une action stimulante sur la nutrition* appartenant, à un degré plus ou moins élevé, aux divers métaux que nous venons de signaler. »

Cette théorie a été reprise depuis par FIQUET, GARRIGOU, H. BOUQUET, dans l'interprétation du rôle médicamenteux des eaux minérales ferrugineuses.

Il semble, toutefois, que le fer n'apporte pas seulement une activité nouvelle aux cellules renfermant des oxydases, mais qu'il communique, aux oxydases de ces cellules, son pouvoir catalytique, à moins qu'il n'agisse directement comme agent catalyseur.

Peut-être, même, est-il possible (les voies nouvelles ouvertes aux recherches scientifiques le permettent) de voir plus loin et de concevoir *l'action pharmacodynamique de certaines substances comme dépendante de certains équilibres de la matière,* qu'aucune des lois habituelles de la chimie ne peut expliquer.

N'est-ce pas ainsi qu'il faut concevoir les propriétés si spéciales des médicaments colloïdaux ? Ces ferments métalliques, si bien mis en lumière par les travaux de Monsieur le professeur A. ROBIN, de Monsieur le docteur G. BARDET, de A. NETTER, ne présentent-ils pas la plus grande analogie avec les oxydases ?

Métaux colloïdaux, oxydases, diastases, ferments, etc., possèdent, en effet, la propriété, encore inexpliquée, de n'agir (du moins en apparence) *que par leur présence.* Ils nous apparaissent comme des *agents catalyseurs.*

Or, comme le fait remarquer le docteur G. Le Bon :

« En examinant de près le rôle des corps agissant par leur simple présence, on constate qu'ils se comportent *comme si de l'énergie était transportée du corps catalytique au corps catalysé.* Ce fait ne peut guère s'expliquer, croyons-nous, que si le corps catalyseur subit un commencement de dissociation atomique. Nous savons que, en raison de l'énorme vitesse dont sont animées les particules de la matière pendant sa dissociation, des quantités considérables d'énergie peuvent être produites par la dissociation d'une quantité de matières tellement inpondérable qu'elle échappe à toute pesée. *Les corps catalyseurs seraient donc simplement des libérateurs d'énergie.*

« On peut donc reconnaître aujourd'hui que *l'action stimulante du fer dans l'économie* et plus particulièrement sur les échanges nutritifs cellulaires, se résume en *libération d'énergie.*

« Certes, l'intervention du phénomène de la dissociation des atomes dans des réactions chimiques inexpliquées, n'est qu'une hypothèse dont la justification n'est pas suffisante encore.

« Elle a, du moins, l'avantage d'expliquer des faits restés jusqu'ici sans interprétation. Il est certain qu'un phénomène aussi capital et aussi fréquent que celui de la dissociation de la matière doit jouer un rôle dominant dans diverses réactions. La chimie intra-atomique est une science dont nous entrevoyons seulement l'aurore. Dans cette science nouvelle, le vieux matériel des chimistes, leurs balances et leurs réactifs, resteront probablement sans emploi. » G. le Bon.

Le Médicament Ferrugineux

SON ADJUVANT
LE MANGANÈSE

Les faits qui précèdent, montrent, sous quel jour, on doit actuellement envisager l'action thérapeutique du fer. Il n'est plus possible de dire avec GUBLER " qu'il faut présenter trop de fer à l'organisme si l'on veut qu'il en prenne assez ".

DUJARDIN-BEAUMETZ s'était déjà élevé contre l'abus des préparations martiales. Les thérapeutes se sont ralliés, aujourd'hui, à cette manière de voir. « Les *petites doses* de fer sont celles qui produisent *le plus grand effet thérapeutique.* » La prescription de faibles doses de préparations ferrugineuses, en dehors des résultats avantageux obtenus en clinique thérapeutique, semble d'ailleurs la conséquence naturelle de la lecture des faits que nous enseigne la physiologie. Le fer n'existe, en effet, qu'en minime quantité dans l'organisme (1 à 2 dix millièmes de son poids), et le bilan quotidien de l'entrée (absorption) de ce métal dans l'organisme normal et de sa sortie, se chiffre par milligrammes. En admettant donc des écarts énormes (¹) entre ces chiffres normaux et ceux qui peuvent exister dans les cas pathologiques, l'entrée du fer médicamenteux dans l'économie devra, quand même, demeurer dans des limites très réduites. Si l'on considère, d'autre part, que la médication ferrugineuse est une médication de longue durée, la prescription des petites doses ne peut que mieux se préciser.

(¹) DUJARDIN-BEAUMETZ a d'ailleurs montré que, même dans les cas ou l'anémie atteint un haut degré, la perte de fer totale variait de 0,10 à 0,50 centigrammes et ne dépassait pas ce dernier chiffre.

Enfin, dans la majorité des cas où la médication martiale est indiquée, l'amélioration ou la guérison du malade n'est pas sous la dépendance unique du traitement médicamenteux. Le médicament, dans ce cas particulier, exerce son action sur un des processus morbides seulement, et l'action médicamenteuse doit être soutenue par les adjuvants tels que : régime alimentaire, cure d'air, conditions hygiéniques, etc.

Toutes ces raisons montrent donc que la prescription du fer demande une *posologie modérée* et doit se rapprocher le plus possible en *qualité* et en *quantité* du *fer alimentaire* qu'elle vient suppléer jusqu'au rétablissement normal de l'équilibre et de l'activité des échanges cellulaires.

La question de la posologie des ferrugineux, ainsi fixée d'une façon générale, variera, toutefois, dans des limites très restreintes, en rapport avec la composition de la préparation ferrugineuse employée, ou plutot avec sa qualité.

Le choix du ferrugineux à prescrire reste donc, maintenant à envisager.

*
* *

La conception du rôle médicamenteux du fer, en tant que libérateur d'énergie, établit nettement le parallélisme qui existe entre l'action de ce métal et celle du manganèse dans l'évolution des phénomènes biologiques.

Tous les faits viennent confirmer cette manière de voir ; le manganèse est, au point de vue biologique, le corps catalyseur type le plus répandu ; le manganèse partage avec le fer la propriété de provoquer la métose des noyaux et la multiplication cellulaire (FAUSTO FAGGIOLI).

L'école pharmacodynamique de Strasbourg, avec HARNACK, LUCHSINGER, ROBERT, etc., ont reconnu au manganèse les propriétés physiologiques du fer et ont fourni la preuve du parallélisme d'action de ces deux médicaments. Le manganèse, *à petites doses, augmente l'activité des échanges nutritifs* (POUCHET).

Le manganèse peut donc, à juste titre, être considéré, au point de vue médicamenteux, comme le synergétique de choix, à associer au fer dans la médication ferrugineuse.

Il y avait donc lieu de rechercher une combinaison de fer et de manganèse répondant aux besoins des données nouvelles de la thérapeutique.

L'étude physiologique des composés ferrugineux a montré que le *fer salin* n'était pas, ou *presque pas absorbé*, ce qui explique pourquoi les préparations obtenues avec cet élément pour base ne semblent avoir qu'une valeur thérapeutique très relative.

D'ailleurs, il résulte des observations faites par Monsieur le Professeur A. ROBIN, que le fer salin présente souvent de sérieux inconvénients et de nombreuses contre-indications. C'est ainsi que les albuminates de fer déterminent, en particulier chez les prétuberculeux et chez les tuberculeux à hémoptysies, une augmentation très marquée de la désassimilation, une exagération du coefficient azoturique, ainsi qu'une congestion générale des organes viscéraux. Dans ces cas particuliers, comme dans certains autres, le fer salin provoque donc des effets contraires à ceux que l'on est en droit d'attendre d'une médication, d'ordinaire si efficace, voir même des troubles graves. Il sera donc avantageux d'avoir recours à des composés d'un autre ordre.

Pour être absorbé, sinon assimilé, le fer que l'organisme emprunte à l'extérieur doit être noyé dans une molécule très grosse et très complexe, afin de compenser l'excès de poids de son atome et de ne pas détruire l'équilibre des molécules de l'organisme dans leurs rapides et incessantes réactions ;

tel est, sans doute, le criterium du fer alimentaire qui, seul, présente un intérêt immédiat puisqu'il passe, avant tout autre composé, en raison de sa facile absorption.

Il en résulte donc que, au point de vue pharmacologique, *les combinaisons qui se rapprocheront le plus, par leur constitution moléculaire,* de celle du *fer alimentaire,* seront celles qui présenteront le plus d'intérêt en thérapeutique. C'est une combinaison de ce genre qu'il est également indispensable de réaliser pour obtenir un composé de manganèse thérapeutiquement actif. *La matière protéique* maintient, en effet, le manganèse sous la forme la plus propice à son rôle oxydant (G. BERTRAND); TRILLAT en a donné la preuve expérimentale.

On sait que les végétaux renferment des nucleo-albumines, substances qui, dans le monde des plantes, se rapprochent beaucoup des principes immédiats de la viande. *Ces nucléo-albumines végétales* se comportent d'ailleurs, à titre d'aliment, comme agent dynamogénique, et activent la nutrition.

Il est établi, d'autre part, que *l'Extrait de Malt Français* (médicament aliment), est une association médicamenteuse renfermant, à côté des ferments digestifs (amylase, dextrinase, maltase), des peptones, de la dextrine, des phosphates organiques, des *nucléo-albumines.* Cette association médicamenteuse, difficile à réaliser (attendu qu'un faible écart de température pendant le cours de la préparation peut modifier profondément la valeur du produit), a été conduite jusqu'à son extrême degré de perfection par Mr DÉJARDIN.

Or, si l'on met en contact avec un mélange défini de graines d'orge, de froment et d'avoine, en état de germination (et ce, au moment où la gemmule inaugure son évolution), de l'oxyde de fer et de manganèse à l'état naissant (obtenus par l'action d'un alcali sur une solution de protosulfates de fer et de manganèse), on voit, grâce à l'action de la chaleur organique que développe le travail de mutation de l'amidon en glucose, se produire une véritable *combinaison ferro-manganique* absolument différente des sels de fer et de manganèse obtenus par voie chimique et se classant dans les deux premiers groupes du *fer assimilable*. Cette combinaison protéique de fer et de manganèse à base de malt, parfaitement soluble, a reçu le nom de **Malto-Fer**.

C'est un produit à fer dissimulé *absolument stable*. On n'y retrouve pas la saveur métallique atramentaire, styptique, des composés ferrugineux ordinaires.

Le **Malto-Fer**, en tant que *substance ferrugineuse assimilable*, présente, sur les préparations similaires de fer dissimulé, le maximum d'avantage. Cette combinaison ferrugineuse, en quelque sorte englobée dans un excès de substance organique essentiellement assimilable, est identique au fer alimentaire, qu'à l'état normal l'organisme emprunte aux aliments. On peut donc, avec une quasi-certitude, avancer que la presque totalité du fer qu'il renferme sera immédiatement absorbée et qu'il viendra, en tant qu'agent catalyseur, exercer son action stimulante sur les organes de la nutrition. Si l'on ajoute à cet effet certain du fer, l'action synergique que, par sa présence dans la molécule du composé obtenu, le manganèse viendra exercer dans les processus des phénomènes catalytiques et des mutations nutritives de l'organisme, on comprendra que, parmi les préparations ferrugineuses usitées, le **Malto-Fer** représente le médicament de choix.

Appliquant, à la préparation du **Malto-Fer**, les règles établies aujourd'hui en thérapeutique au sujet de la posologie des ferrugineux, Monsieur Déjardin a fixé, avec une précision mathématique, les doses optima des diverses substances entrant dans l'association complexe des divers éléments qui constituent le **Malto-Fer**.

Le Malto-Fer

Combinaison protéique de Fer organique et de Manganèse.

SES PRÉPARATIONS.

Les préparations de **Malto-Fer** sont absolument *inaltérables*.

Elles peuvent être prescrites, sans crainte de symptômes ennuyeux, aux dyspeptiques, aux gastralgiques, aux constipés, aux hémorrhoïdaires, aux fébricitants, aux congestifs et aux irritables. Le respect que témoigne le **Malto-Fer** pour les muqueuses, l'affinité qu'il possède pour nos organes (végétalisé qu'il est, en quelque sorte, avant d'être absorbé) expliquent son incontestable supériorité sur toutes les autres préparations martiales. Aussi, médecins et malades lui donnent-ils la préférence pour le traitement des pâles couleurs, des anémies et, en général, dans tous les cas si nombreux qui réclament l'usage des ferrugineux.

Le **Malto-Fer** existe sous deux formes pharmaceutiques :

1º L'ÉLIXIR DE MALTO-FER.

L'Élixir de **Malto-Fer** a, *pour excipient, l'antique et savoureux Garus*, préparé, d'après une formule, si heureusement modifiée, qu'à tous les points de vue, il défie toute comparaison. *C'est dire combien il réalise l'idéal de la médication agréable pour les femmes et les enfants.* La dose est de *1/2 verre à liqueur* pour les *adultes* après chaque repas et de *1 cuiller à café* (dans un peu d'eau) pour les enfants.

Un demi-verre à liqueur de l'élixir correspond à environ 3 centigrammes de composé ferrugineux.

Dose quotidienne : pour les adultes, 2 demi-verres à liqueur.

2º DRAGÉES DE MALTO-FER.

Les dragées de **Malto-Fer** sont prescrites à la dose de 2 à 3 dragées au début de chaque repas. Cette dragée contient environ 1 centigramme de composé ferrugineux.

Dose quotidienne : 4 à 6 dragées.

Les préparations de **Malto-Fer** se prescrivent dans la *chlorose, les anémies, dans toutes les maladies produites par l'appauvrissement du sang ou des troubles de la nutrition.* Merveilleusement tolérées par les estomacs les plus délicats, ces préparations permettent aux praticiens d'étendre la prescription de la médication ferrugineuse à toutes les personnes qui, jusqu'ici, ne pouvaient pas la supporter, en raison de ses nombreux inconvénients.

CONCLUSIONS

Le fer n'intervient pas directement dans la régénération de l'hémoglobine. Il favorise, à petites doses, les processus d'échanges nutritifs des cellules, l'action des oxydases, et il intervient probablement lui-même comme agent catalyseur et libérateur d'énergie.

C'est à ces propriétés qu'il doit d'être un agent thérapeutique de tout premier ordre dans le traitement d'affections telles que la chlorose, les anémies et toutes les fois que les phénomènes de la nutrition se trouvent ralentis.

Pour obtenir le maximum d'effet thérapeutique, les médicaments ferrugineux assimilables doivent être prescrits à doses faibles.

Seules, les préparations ferrugineuses à fer combiné organique dissimulé sont assimilables.

Le manganèse est l'élément synergique à associer au fer pour obtenir le maximum d'effet curatif.

Le **Malto-Fer**, combinaison protéique de fer organique et de manganèse, est une préparation *essentiellement assimilable,* très soigneusement préparée et très rigoureusement dosée.

Le **Malto-Fer** se prescrit dans tous les cas où la médication ferrugineuse est indiquée.

Les préparations de **Malto-Fer**, par leur posologie, répondent parfaitement à tous les besoins de la thérapeutique.

Le **Malto-Fer** est *incontestablement supérieur* à toutes les autres préparations martiales, en raison de sa facile assimilation par l'organisme, de la constance de sa composition, de la conservation indéfinie de ses préparations, et de la préférence marquée dont il jouit auprès des médecins et des malades.

Le **Malto-Fer** n'irrite pas le tube digestif ; très agréable au goût, ne noircissant jamais les dents et n'occasionnant jamais la moindre constipation, il réalise, en même temps, l'idéal absolu de la médication ferrugineuse pour les femmes et les enfants.

Lith et Typ Vieillemard Fils et Cie, 16, Rue de la Glacière, Paris

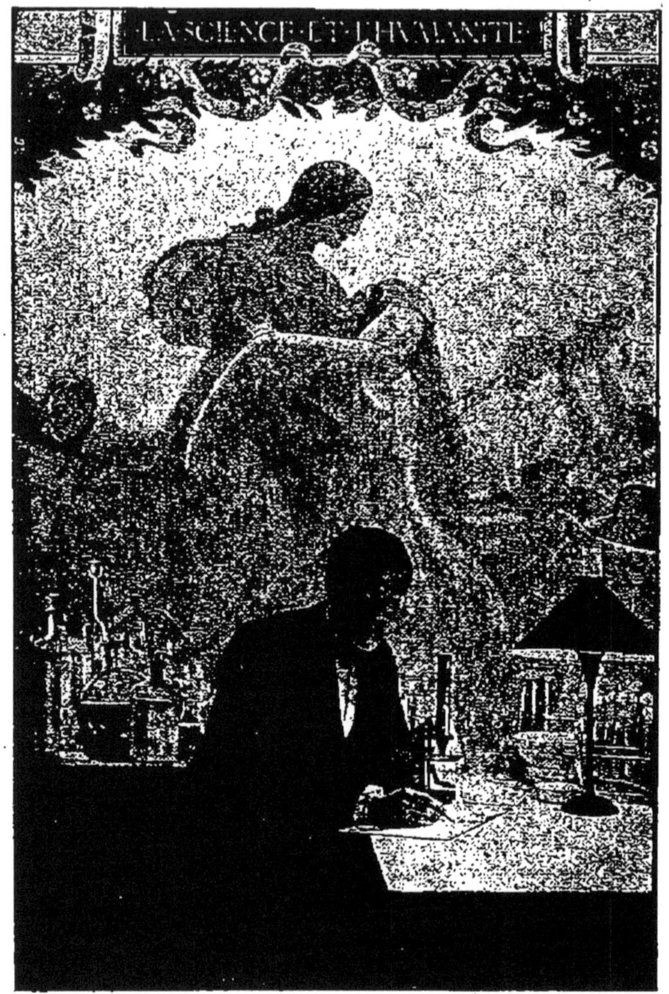

PASTEUR

D'après la photographie
de MM. Braun, Clément et Cie, éditeurs,
8, rue Louis-le-Grand, Paris

VIEILLEMARD FILS ET Cie, IMPRIMEURS
PARIS

9 782014 025774